中华优秀传统文化中医药
知识启蒙系列青少年读物

U0711986

陪孩子读

《黄帝内经》

五脏功能篇

主审　瞿双庆

主编　王慧如

副主编　王维广　叶太生　李祖佑

编委　张昊雪　张寒轲　宁雨琪

姚蕾　刘修超　万忠俊

李方涛　邹远锦　桑小普

插画　杨晓球

赵启钰

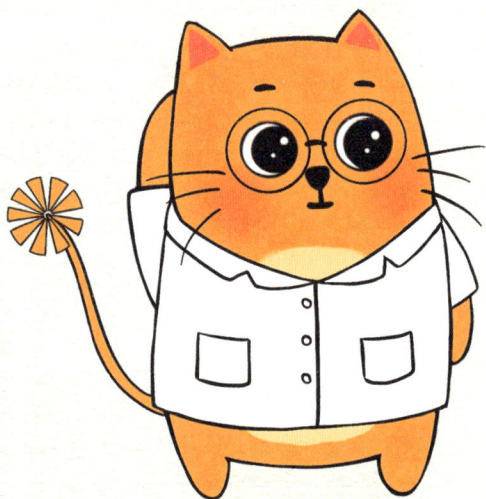

全国百佳图书出版单位
中国中医药出版社
·北京·

图书在版编目（CIP）数据

　　陪孩子读《黄帝内经》. 五脏功能篇 / 王慧如主编.
北京：中国中医药出版社，2025. 6. ——（中华优秀传统
文化中医药知识启蒙系列青少年读物）.
ISBN 978-7-5132-9355-6

　　Ⅰ. R221-49

　　中国国家版本馆 CIP 数据核字第 2025DR8334 号

中国中医药出版社出版

北京经济技术开发区科创十三街 31 号院二区 8 号楼
邮政编码　100176
传真　010-64405721
山东临沂新华印刷物流集团有限责任公司印刷
各地新华书店经销

开本 710×1000　1/16　印张 7　字数 54 千字
2025 年 6 月第 1 版　2025 年 6 月第 1 次印刷
书号　ISBN 978 – 7 – 5132 – 9355 – 6

定价　49.00 元
网址　www.cptcm.com

服 务 热 线　010-64405510
购 书 热 线　010-89535836
维 权 打 假　010-64405753

微信服务号　zgzyycbs
微商城网址　https://kdt.im/LIdUGr
官 方 微 博　http://e.weibo.com/cptcm
天猫旗舰店网址　https://zgzyycbs.tmall.com

如有印装质量问题请与本社出版部联系（010-64405510）

序

　　《黄帝内经》是中医四大经典之一，是我国医学宝库中现存成书最早的，也是非常重要的一部医学典籍。《黄帝内经》以生命为中心，包含哲学、天文、地理、历算等多个学科的丰富知识，是一部围绕生命问题展开的百科全书。它确立了中医学独特的理论体系，成为中国医药学发展的理论基础和源泉。

　　本书由我已毕业的博士生王慧如主编，为《陪孩子读〈黄帝内经〉》系列的——《五脏功能篇》，延续了第一部《自然哲理篇》生动的故事创作风格，讲述了地丁猫在阴阳国经历寒冬瘟疫的危急时刻，目睹君主（心）、宰相（肺）、太仓令（脾）、考工令（肾）、将军（肝）各司其职应对国家的危机。本书根据《黄帝内经》原文，巧妙地将古代官职体系与人体五脏功能相对应，通过国家与疫病对抗的跌宕情节，将"藏象理论"中五脏协同、内外相应的生命智慧娓娓道来，帮助孩子们树立中医整体观念，同时还将《黄帝内经》中"生病起于过用"等养生思想穿插其中。

中医学是中华民族的宝贵财富，作为一门历史悠久的学科，其拥有丰富的文化底蕴、切实的临床疗效和深厚的科学内涵。《黄帝内经》的核心是中医理论的灵魂与关键，也是中医理论不断传承、不离其本的保障。这套《陪孩子读〈黄帝内经〉》不仅能帮助孩子们建立健康的生活理念，还能让他们了解中华优秀传统文化的基本精神及中华民族的价值观念，同时潜移默化地培养他们正确的生命观、科学观及科学的思维方式；有利于提升青少年儿童的综合素质，树立正确的人生观、价值观，增强民族文化自信。

我愿意将这本书推荐给孩子们，希望孩子们在阅读后有所收获。

北京中医药大学内经学博士研究生导师

国家中医药管理局重点学科内经学科带头人

中华中医药学会内经学分会名誉主任委员

己巳年春于北京中医药大学

在地丁猫进入阴阳国的第二年冬天，阴阳国经历了一场可怕的瘟疫，这让百姓陷入恐惧之中。这次瘟疫传播得非常迅速，一人发病，周围接触过的人都很难幸免。

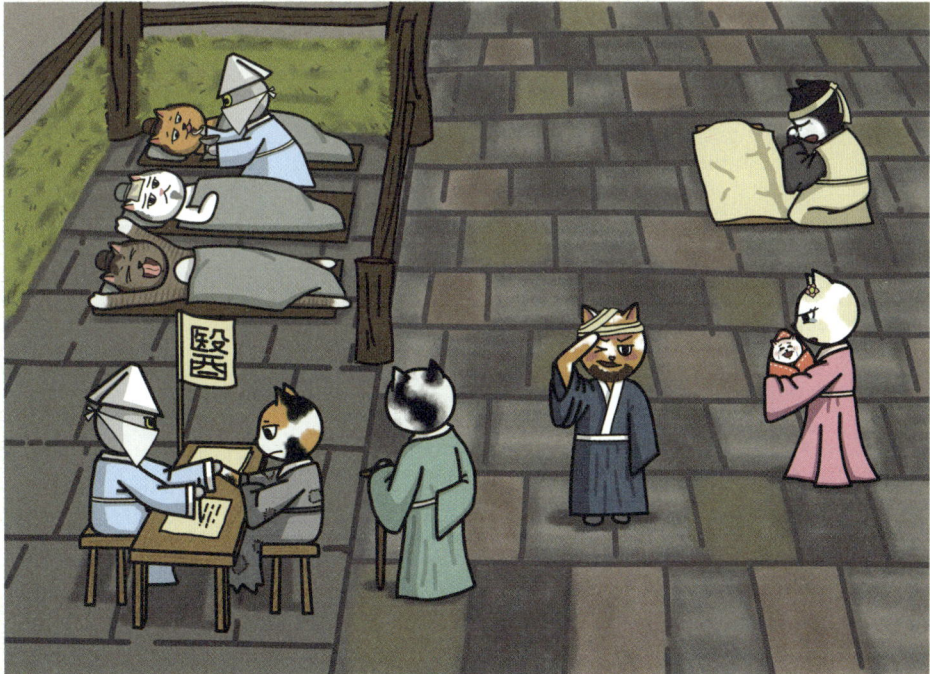

很快，瘟疫传到了都城。城中百姓人心惶惶。感染瘟疫的人，高烧不退，咳嗽不断。家属们为了防止被感染，有的面戴白纱，有的手拿蒲扇煎煮中药。大街上的店铺空空荡荡，唯独医馆里人满为患。平时抓药的店小厮，手速都比以往快了好几倍。即便如此，医馆门口仍然有不少患病的百姓排着长队。

趴在窗边的地丁猫看到这幅场景，面露忧色，转头说："岐伯爷爷，您看他们多可怜啊！咱们能不能为他们做点儿什么呢？"岐伯爷爷走过来摸着地丁猫的头说："孩子，天下兴亡，匹夫有责。我们这就出发，去尽一份力！"地丁猫快速从凳子上跳下来，收拾东西跟随岐伯爷爷出门。

目　录

心——君主之官　　　　　　　　01

肝——将军之官　　　　　　　　23

肾——作强之官　　　　　　　　43

肺——相傅之官　　　　　　　　61

脾——仓廪之官　　　　　　　　80

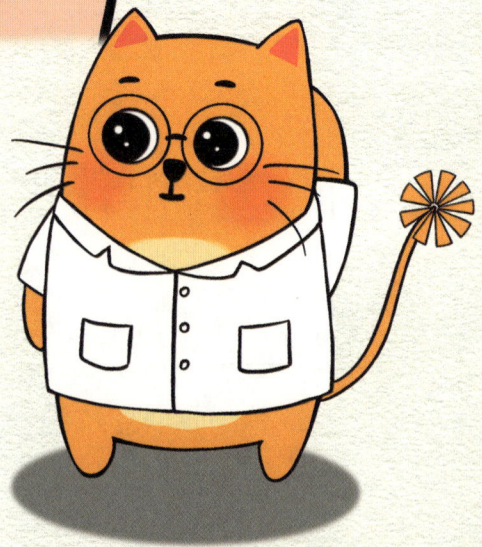

心——君主之官

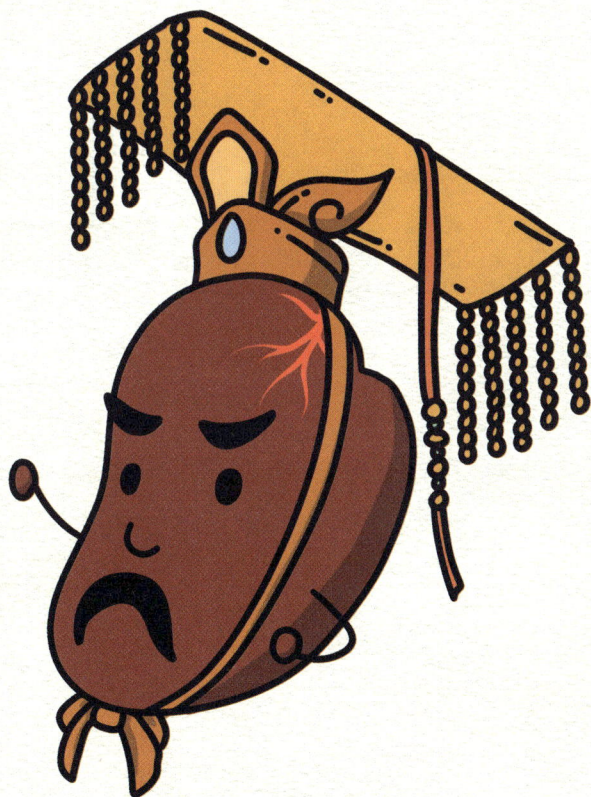

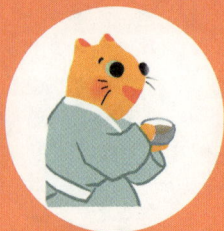

心者，君主之官也，神明出焉。

——《素问·灵兰秘典论》

心是人体的主宰，就像君主一样。人的精神意识、思维活动由心而生。

心者，生之本，神之处也；其华在面，其充在血脉，为阳中之太阳，通于夏气。

——《素问·六节藏象论》

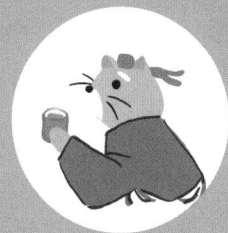

心，是生命的根本，是智慧所居之处，主宰全身精神意识活动，统率全身。心的精华表现在面部，心的功能是充养和温煦血脉，为阳中的太阳，与夏气相通。

故 事 ♥

　　地丁猫收拾好行囊跟随岐伯爷爷出门，还没走几步就听到了一阵哭声。地丁猫回头看去，一个四五岁的小孩儿坐在门口的台阶上号啕大哭。地丁猫走上去问："怎么啦，发生了什么事？"

　　小孩儿泪眼汪汪，抽泣道："我的父亲母亲都得病去世了，现在只剩下我一个人了，我没有家了，呜呜呜……"

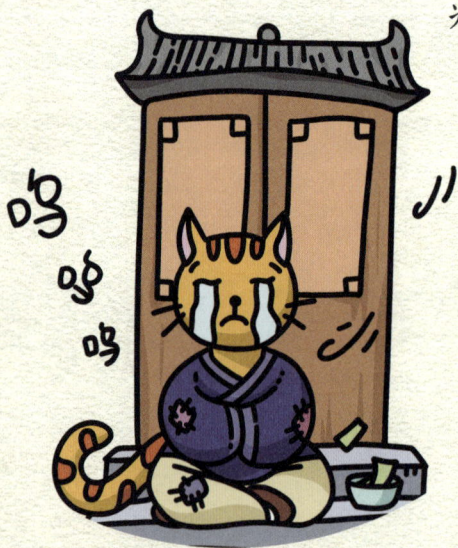

　　岐伯爷爷听完后说："可怜了这么小的孩子啊！"

　　话音刚落，便遇到一位羽林军。羽林

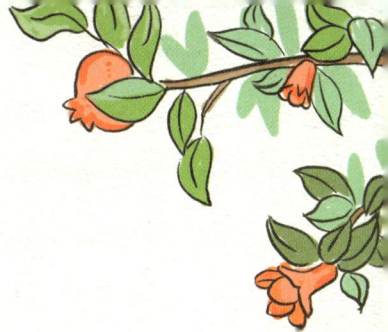

军听命于天子，他匆匆走上前询问："敢问可是岐伯大夫？"

岐伯爷爷回答："正是在下。"

羽林军对岐伯爷爷行礼鞠躬："天子口谕，宣岐伯进宫商谈要事。"

岐伯爷爷听完后双手作揖行礼，回道："烦请大人带路。"

岐伯爷爷和地丁猫进入皇宫，经过几道重兵把守的宫门，来到御书房。即将要面见一国之君，地丁猫心里很是忐忑。御书房里，天子正在处理政务，他眉头紧锁，满脸忧愁。地丁猫仔细端详着这位一国之君，只见他头戴金光闪闪的冠冕，冠冕中间镶嵌了一块心形的红宝石。天子身旁放着一支镶嵌了心形红宝石的权杖。岐伯爷爷弯腰行礼，地丁猫见状，赶紧学着岐伯爷爷的样子双手交叠放于身前，低头弯腰。天子见到岐伯爷爷，放下了手中

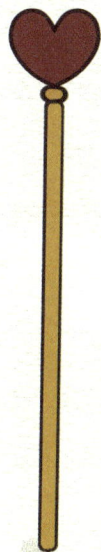

的文书，吩咐旁边的婢女赐座。

岐伯爷爷坐下后，指了指旁边的地丁猫，对天子说：“这是我新收的徒弟，叫地丁猫，他今天是第一次随我入宫来见您。”

天子走上前，拉着岐伯爷爷的手说：“岐公，今日请您前来是有要事相商，想必您也见到了这瘟疫对百姓的危害之大，每日看到黎民百姓遭受疫病的折磨，我是饭也吃不下，觉也睡不着啊！”

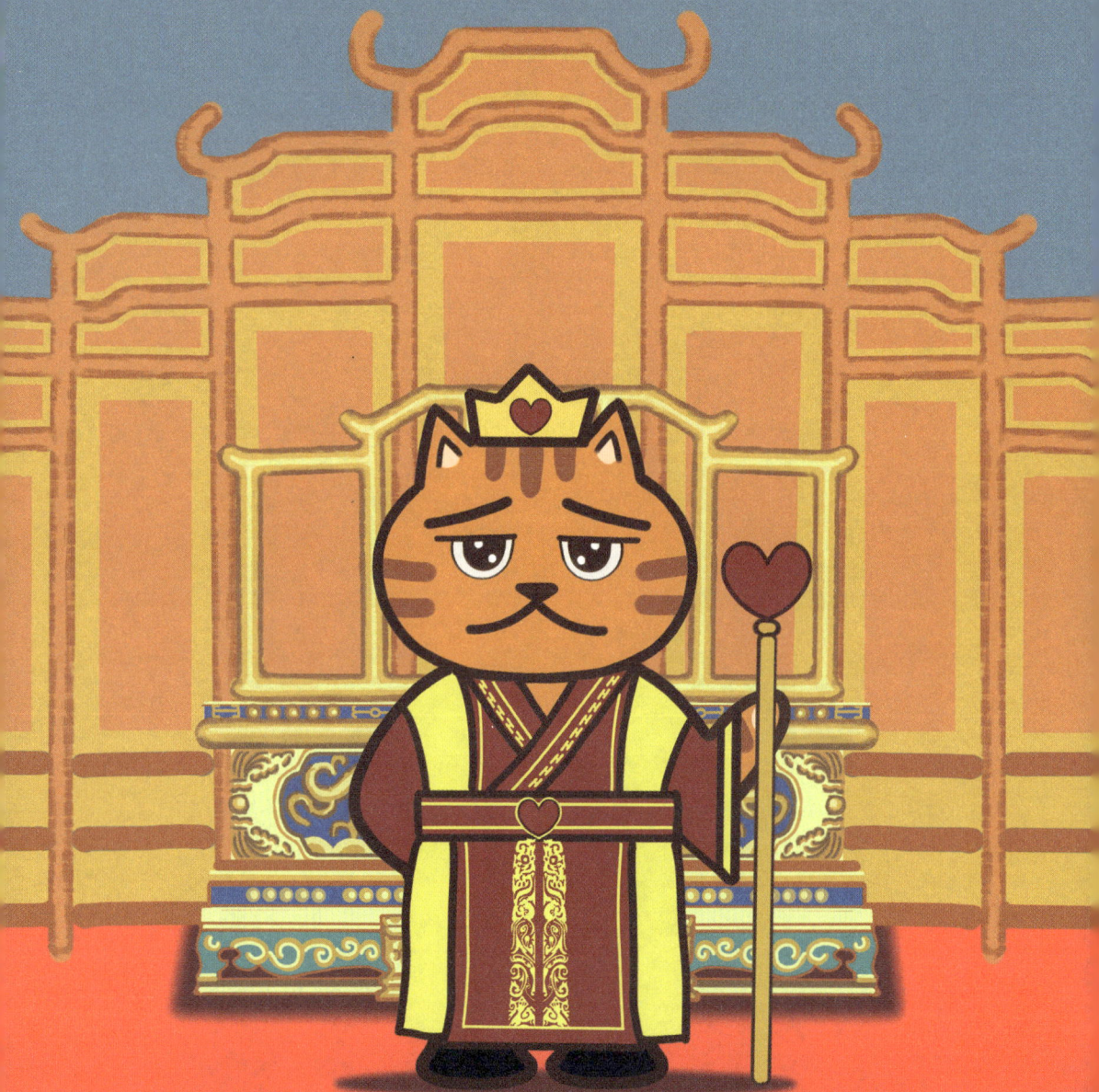

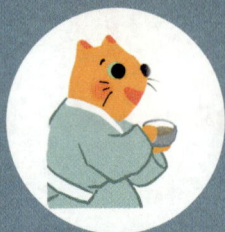

忧思伤心。

——《灵枢·百病始生》

忧愁思虑过度则伤心。

心藏脉，脉舍神，心气虚则悲，实则笑不休。

——《灵枢·本神》

　　心主宰着人体周身的血脉，神就寄附在血脉之中。心气虚弱，人会感到悲忧；心气盛，人会大笑不止。

故 事 ♥

　　岐伯爷爷起身上前为天子请脉，说："操心太过，忧思过度，会损伤心气。请您注意休息，我为您开两剂药调理身体。关于瘟疫的事情，稍后我会和太医令共商对策，请您放心。"天子听后，紧皱的眉头终于舒展开来。

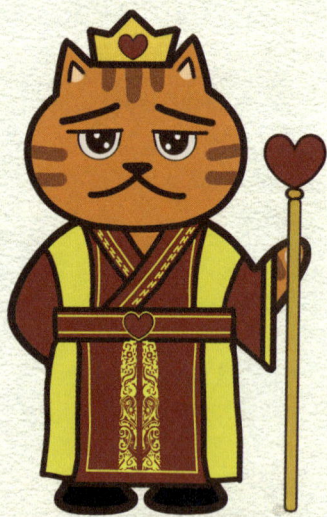

　　离开宫殿后，岐伯爷爷俯身对地丁猫说："刚刚你见到的就是阴阳国的天子。他聪明智慧，每天都很忙碌，处理各类事务，他的决策关系着国家的安危。"

　　地丁猫听闻此话，竖起大拇指："岐伯爷爷，说起天子，让我想到了中

14

医理论中，心在五
脏中的地位——心
为君主之官。"

　　岐伯爷爷肯定
地点了点头，说："没
错，心在五脏中的地位
相当于一个国家的君主，主
导着人的精神意识和思维活动，其
他的脏腑和四肢百骸都要听命于它。"

　　地丁猫恍然大悟道："哦！难怪天子的冠冕和手
杖上有一个'心'的标志，原来是因为天子代表中心
呀！刚刚看到的时候我还很好奇呢。"

　　岐伯爷爷面露赞许之色，说道："是的。心在五行
中属火，为阳中之阳，所以称为'阳脏'，又称'火
脏'。火性炎上，具有温热、上升的特性。心在人体里
的位置也是偏上的，具有充养和温煦血脉的功能。一
年四季中夏天最热，心与夏气最为相通。天子最近为
瘟疫一事操劳，殚精竭虑，心气受损，我们可以看
到他疲倦无力、愁眉不展，没有了往日的神采。这种

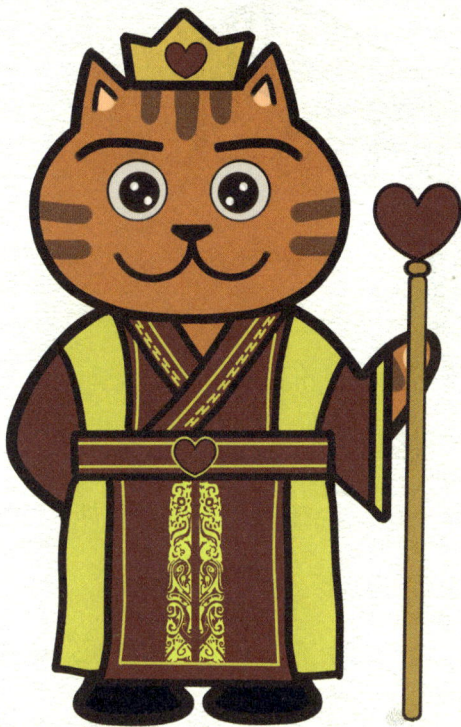

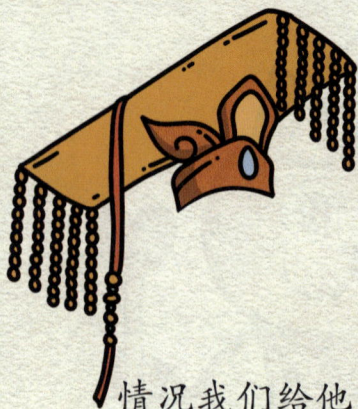

情况我们给他开几剂药调理一下，相信很快就会好起来的。"

　　地丁猫边走边听："哦！原来是这样！那天子平时是什么样的呢？"

　　岐伯爷爷听完哈哈笑了两声："天子平时容光焕发、神采奕奕，之前连我去请脉的时候都能感到气血充盈呢。他心气充实的时候，遇事不慌，能用积极的心态看待事物，侍从们开一个小玩笑都能逗得他哈哈大笑。天子就像是人的心，心主宰周身的血脉，神依附在血脉之中，如果心气盛的话，就会使人大笑不止，《黄帝内经》里'实则笑不休'就是这个意思。"

　　地丁猫听完岐伯爷爷的话，还在回味刚刚与天子相见时的场景，不知不觉两个人已走到了太医令处理公务的场所。

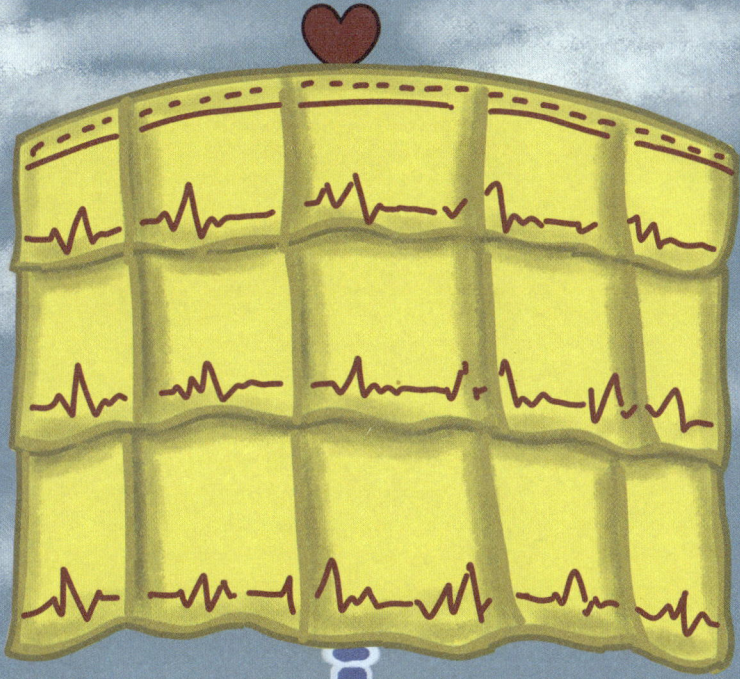

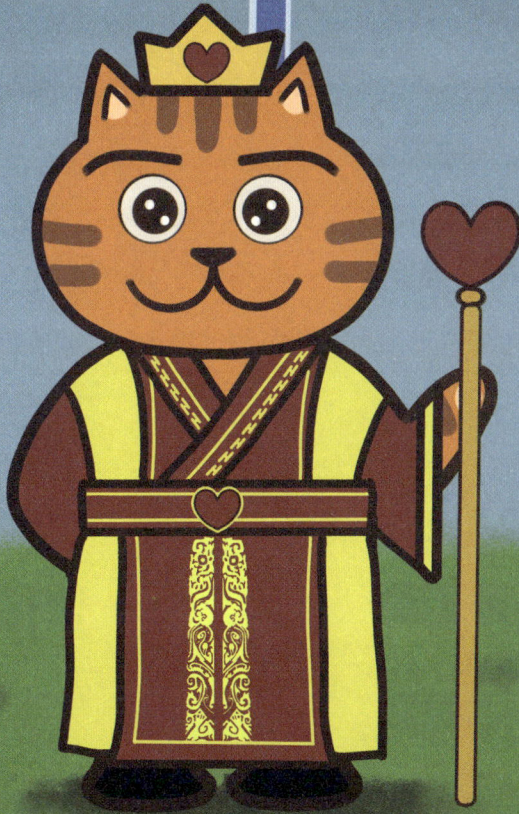

心苦缓，急食酸以收之。

——《素问·脏气法时论》

　　心在志为喜，喜则易发生涣
散类的疾病。酸味的药物具有收
敛的作用，立即食用可以收敛
心气。

故 事 🏺

    两人来到了太医令的办公之地，首先映入眼帘的便是满屋子的药材。直顶天花板的数十排药柜上贴满了中药的名字，有甘草、麦冬、柴胡等，还有藏红花、灵芝、鹿茸等一些稀有药材。地丁猫的两只眼睛都要看不过来了。

    岐伯爷爷看到满脸好奇的地丁猫，笑着说："这里不仅药材种类丰富，还有许多道地药材呢。"

    地丁猫疑惑地问道："什么是道地药材啊？"

    岐伯爷爷回答道："道地药材就是具有地方特色、品质优良、治疗效果突出的药材。比如湖北蕲春的艾草，山东东阿的阿胶。当然，道地药材还有很多，等你以后慢慢发现吧！"

    说话间，地丁猫看到身旁的黄连药柜，想着之前学的歇后语"哑巴吃黄连——有苦说不出"，好奇这黄连究竟有多苦，就拿了一点儿塞进嘴里。瞬间，地丁猫的五官皱缩成一团，他赶紧把黄连吐了出来。岐伯爷爷见状问他怎么了，地丁猫委屈巴巴地指着黄连，岐伯爷爷不禁笑了起来："现在知道黄连有多苦了吧，其实中药也不完全都是苦味的，给你尝尝这个。"

岐伯爷爷说完从别的柜子里拿出一小片叶子递给地丁猫："这个叫甜叶菊，听名字就是一味甜药，你试试。"地丁猫抿了一小口，发现味道果然跟吃了蜂蜜一样，眼睛瞬间亮了起来。

岐伯爷爷又指着药柜里的五味子，拿出一点儿给地丁猫，说："天子忧思伤心，心气不足，精神涣散，郁郁寡欢，我们可以开一些收敛心神的药物来治疗，比如五味子。"

地丁猫接过五味子，认真研究着："为什么叫五味子呢？是因为有五种味道吗？"

岐伯爷爷点了点头，道："五味子，就像它的名字一样，有酸苦甘辛咸五种味道，你刚刚尝了一下，是不是？"

地丁猫说："五味子确实有好几种味道，但好像还是酸味最明显。"

岐伯爷爷说："是的，酸味有收敛心气的功效！"

跟地丁猫讲完中药后，岐伯爷爷嘱咐药府相关事宜。三剂药后，天子的情况果然大为好转。

岐伯爷爷与太医令等诸位医官对患病百姓进行辨证分析，翻阅古籍医书，收集大量信息后，最终拟定了针对不同证型百姓的药方，并在各地施粥棚旁架起药锅，由药府和各个药铺负责提供所需药材，然后煎药，分发给百姓服用。几日过后，情况果然有了好转，患病百姓的症状开始减轻，发病的人数不断下降，一切都在向好的方向发展。

肝——将军之官

阴阳国地域辽阔，北方的部分患病百姓服药后恢复缓慢。天子关心百姓，便让岐伯爷爷带上地丁猫去实地考察情况。岐伯爷爷刚好想见一位老友，便欣然前往。

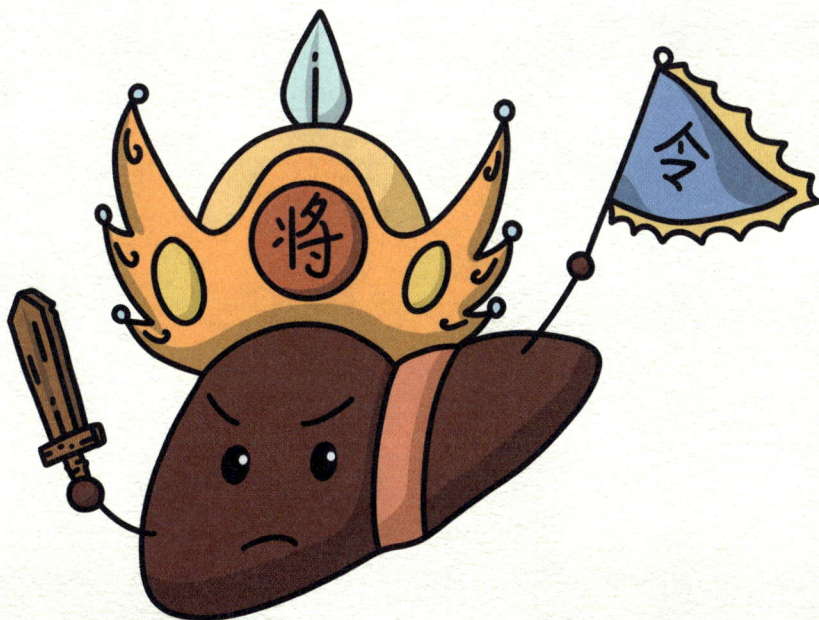

肝者，将军之官，谋虑出焉。

——《素问·灵兰秘典论》

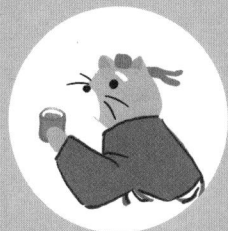

　　肝主决断、谋虑，如同将军一样勇武，人的谋虑由此而出。

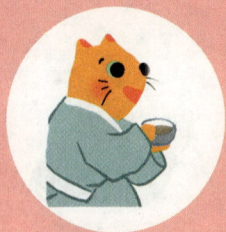

肝者，罢极之本，魂之居也；其华在爪，其充在筋，以生血气，其味酸，其色苍，为阳中之少阳，通于春气。

——《素问·六节藏象论》

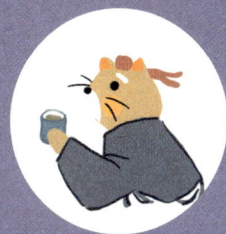

　　肝，是四肢的根本，贮藏血液，是魂所居之处。肝的精华表现在爪甲，肝的功能是充实和滋养筋膜，可以生养血气，其味酸，其色苍青，为阳中之少阳，与春气相通。

故 事 ⚔

　　在去往北方的路上，地丁猫好奇地问："岐伯爷爷，您想见的老友是谁呀？你们是很要好的朋友吗？"岐伯爷爷摸着胡子答道："是啊！很快你就可以见到他了，我与此位友人相识已有20多年……"

　　没过几日，岐伯爷爷和地丁猫就来到了阴阳国的北方边境，这里与寒冰国接壤，地理环境非常特殊。

　　镇守在北部边境的谋虑将军得知岐伯爷爷会来，便早早在关口等待。裹着层层厚衣服的岐伯爷爷和地丁猫还没下马车就远远看到前来迎接的谋虑将军。只见那将军身骑白马，剑眉星目，英姿飒爽，手持缰绳，腰间佩戴着一把木剑，很是别致。

　　谋虑将军道："岐公，盼星星盼月亮，可算是把您给盼来了。"

　　岐伯爷爷对地丁猫说："小地丁，这就是我跟你说的老友，三军统帅，又称'谋虑将军'。在战场上可谓是百战百胜，不过他常年戍守北方边疆，我们也只能在过年时见上一面。"

　　地丁猫听完话后向谋虑将军投来崇拜的目光，在心里感叹着将军的英勇。随后谋虑将军请岐伯爷爷和地丁猫去营中休息。岐伯爷爷却拒绝了他的好意，说："天子吩咐，还请将军直接带我们去瘟疫严重的村庄！一刻也不能耽搁。"说完几人戴上了面巾，前去查看情况。

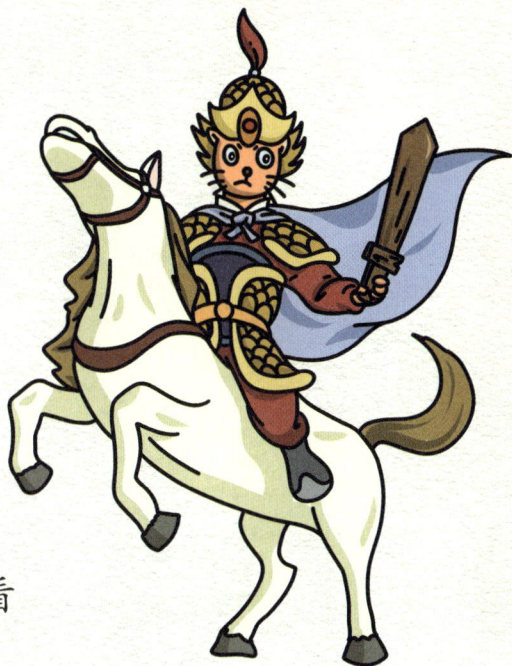

路上地丁猫对岐伯爷爷说："刚才见到谋虑将军，让我想到了五脏中的'肝'。'肝者，将军之官，谋虑出焉'。谋虑将军有勇有谋，骁勇善战，一定拥有常人难以企及的耐力和魄力，正如《黄帝内经》中的描述，'肝者，罢极之本'，古人诚不欺我！"

"小地丁，你的悟性真好。五脏中，肝脏是耐受疲劳的根本，它能贮藏血液，是魂所居之处。肝的精华在外反映于爪甲，在内充实和滋养筋膜，生养血气，其味酸，其色苍青。"

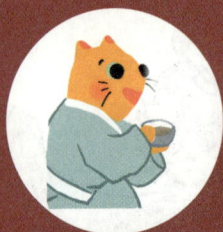

忿怒伤肝。

——《灵枢·百病始生》

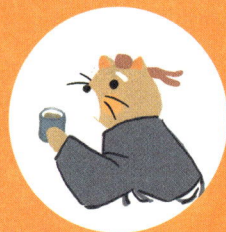

忿恨恼怒则肝脏受伤。

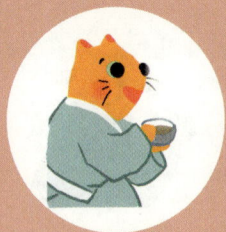

肝气虚则恐，实则怒。

——《灵枢·本神》

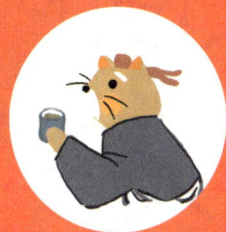

　　肝气虚，就会使人感到恐惧；肝气盛，就会使人容易发怒。

故事

阴阳国北方与寒冰国交界，寒冰国天子也因为瘟疫暴发而感到焦急，听闻阴阳国药材丰富，且疫情已基本得到控制，寒冰国天子便起了一个念头：去阴阳国争夺药物。于是寒冰国天子在边境大量屯兵准备进攻阴阳国。

　　傍晚，谋虑将军刚从练兵场返回军营，便收到急报——寒冰国想要攻打阴阳国。听到这个消息，一时间，谋虑将军怒发冲冠，感到一阵头疼难忍。无奈他只能坐在椅子上休息，不停地用手按揉着太阳穴。

　　结束了一天的救治，岐伯爷爷和地丁猫准备回去休息，恰好路过将军的营帐，听闻将军头痛不已，二人赶紧拉开营帐的门帘，进去查看将军的情况。

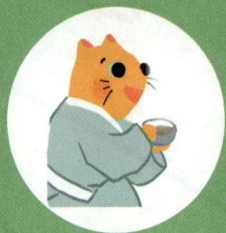

肝苦急，急食甘以缓之。

——《素问·脏气法时论》

　　肝在志为怒，怒则易发生拘急一类疾病，食用甘味药物能缓解这些症状。

故 事

　　岐伯爷爷来到谋虑将军身边，为他把完脉后说道："带兵打仗还得靠您，切莫气坏了身子啊！之前给您开的那些芍药甘草丸，可以拿出来吃几粒。"

　　谋虑将军听闻此话，吩咐身边的手下去拿药。药丸取来后，谋虑将军快速吞服了几颗。休息片刻，头痛有所缓解，说道："岐公，真没想到寒冰国天子如此蛮横，他自己不排解内忧，反而想着进攻他国。我们现在内要解决瘟疫问题，外要抵御敌人进攻，真是腹背受敌啊！"

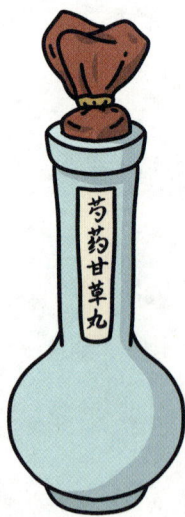

岐伯爷爷安慰他说:"将军不必焦急,瘟疫的事情,相信再过几日就会得到控制,老夫希望您在战场上一往无前,击退敌军,替天子守好北部边疆!想必您还需要与副将商量如何对抗寒冰国的进攻,我们就先告辞了。"

离开将军的营帐,地丁猫仰着头问:"岐伯爷爷,将军吃的芍药甘草丸是什么呀?"

岐伯爷爷摸着地丁猫的头,耐心解答道:"得知寒冰国即将进攻阴阳国,谋虑将军十分生气,紧接着便出现了头痛。肝在志为怒,突然生气,气机失于调达,会导致筋脉拘急,头部筋脉拘急则会头痛。他这是老毛病了,之前我给他备过一些芍药甘草丸。芍药柔肝缓急,甘草甘缓止痛,对经脉拘挛所致的头疼效果还是很好的,治疗的原理就是《黄帝内经》中所说的'肝苦急,急食甘以缓之'。别看谋虑将军威风英勇,在战场上冲锋陷阵、运筹帷幄,像是不知道疲倦劳累似的,其实谋虑将军私下里也有恐惧害怕的时候,只是不愿在众人面前表现出来罢了。谋虑将军就好比人体里的肝脏，是耐受疲劳的根本，可以贮藏血液，而人的魂就寄附在其中，如果恼怒过度的话，就会损伤肝脏。"

听完岐伯爷爷的解答，地丁猫认真地点了点头。

之后的几天里，岐伯爷爷带着地丁猫和其他大夫一起救治瘟疫患者；将军在边疆与寒冰国激烈战斗。战场上瞬息万变，如同风一样难以预料。一开始，由将军把控着局面，就在快要击退敌人时，却传来了兵器不足、无法供应前线需求的消息。此时双方也已进入交战疲倦期，谋虑将军只能先领兵回城，以待时机。

就在将军和其他将领一筹莫展之际，岐伯爷爷带着地丁猫来向将军辞行："将军，我们来这里也有些时日了，眼看这瘟疫已经控制住，我的任务也算完成了，这就准备回去向天子复命。老夫走后，希望您能照顾好自己和将士，击退敌国，守好我们的每一寸土地！"

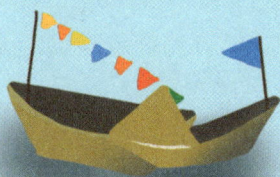

谋虑将军听完后，虽然不舍，但也只能目送岐伯爷爷离开，之后便又回到军帐大营与其他将领共商应对之计。

　　在返回都城的路上，地丁猫撑着脑袋问："岐伯爷爷，为什么我看别的士兵拿的兵器都是铁制的，而将军佩戴的是木剑呢？"

　　岐伯爷爷说："小地丁，谋虑将军佩带的木剑可是特殊定制的，那把木剑锋利无比，在战场上发挥了很大的作用，你知道五脏里哪个属木吗？"

　　"肝！"还没有等岐伯爷爷说完，地丁猫就想到了答案："肝属木，将军在队伍里的作用和人体五脏中肝的作用类似，难怪将军佩戴的是把非同寻常的木剑！"

岐伯爷爷欣慰地点了点头，摸着胡须感叹道："孺子可教！肝属木，春季时树木生长旺盛，充满勃勃生机，所以肝与春气相通。"

　　一路上地丁猫还问了岐伯爷爷许多关于肝与木的问题。经过数日的奔波，他们回到了都城。

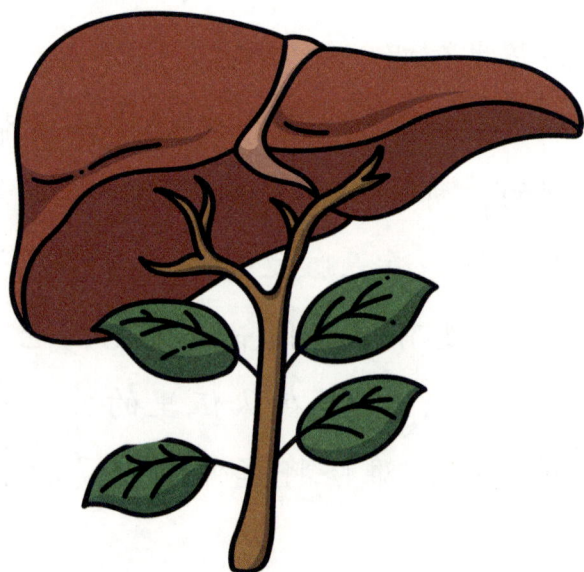

肾——作强之官

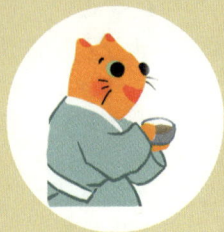

肾者，作强之官，伎巧出焉。

——《素问·灵兰秘典论》

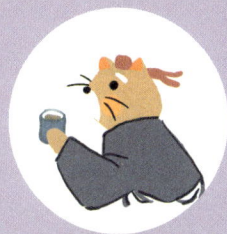

　　肾中储藏的精气，可以化生骨髓而滋养骨骼，使人体强壮有力，精巧能干，发挥强力而产生各种技巧，所以称之为作强之官。

原 文

肾者，主蛰，封藏之本，精之处也；其华在发，其充在骨，为阴中之少阴，通于冬气。

——《素问·六节藏象论》

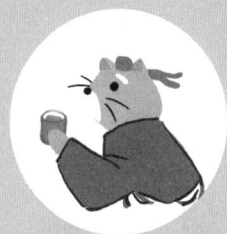

　　肾主蛰伏，是封藏精气的根本，密封和潜藏人体的真阴与真阳，是精所居之处。肾的精华表现在头发，肾的功能是充实和滋养骨骼，为阴中之少阴，与冬气相通。

故 事 🔨

　　岐伯爷爷和地丁猫来到宫中向天子复命，这是地丁猫第二次见到天子，天子的气色看起来比上次好多了。听到北方瘟疫控制住的消息，天子高兴地说："岐公，您可真是国家的大救星啊！"但紧接着，天子又眉头紧锁，面露难色。

　　岐伯爷爷问道："天子可是为北方战事紧张，兵器库存告急一事而忧心啊？"

　　天子回答道："是啊，我为此事召见宰相，命考工令多加人手，连夜赶制兵器，考工令最近也是日夜操劳啊。"

　　岐伯爷爷说："考工令职掌百工，聚集了我国所有的能工巧匠，能力超群，天子可放宽心些。我这就前去看看，以防他们因过度劳累而伤身！"

　　天子回复道："那就有劳岐公了！"

　　说完岐伯爷爷便向天子告辞，前往武库。

　　来到武库门口，地丁猫向里张望，看到了一位高

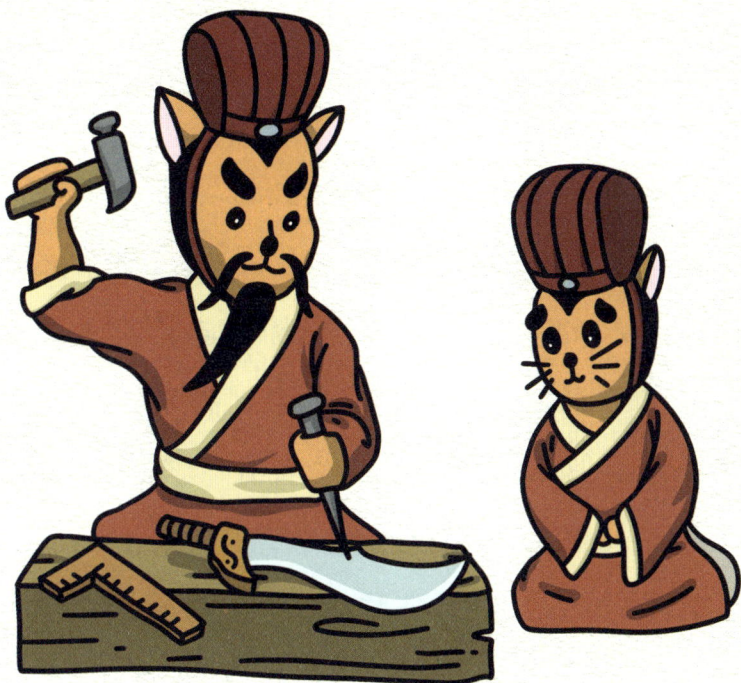

大威严的官吏。只见他手持曲尺，正在武库巡视，察看其他工匠们的兵器制作情况。地丁猫好奇地转过头去问："岐伯爷爷，这位就是考工令吗？"

岐伯爷爷指了指他们头顶上的牌匾，然后说："是的，里面这位高大威严的官吏就是阴阳国拥有超高技艺的考工令。武库处于皇宫最深处，在这里所有技艺都是国家的最高机密。考工令的技艺最为高超，所以能从一众工匠中脱颖而出。所有工具都有最合适的用法，而考工令则能将工具的用法发挥到极致。"

"技艺最为厉害？难道是'作强之官'？"地丁

猫问道。

岐伯爷爷笑着说："对！《素问·灵兰秘典论》里讲的'肾者，作强之官，伎巧出焉'正是此意。肾密封和潜藏着人体的真阴与真阳，是精①所居之处，与冬气相通。人的才智和精巧能力都与肾有关。你有没有发现考工令的头发很柔顺光滑，头发是肾之精华显露于外之处，头发柔顺茂密代表肾气充足，非肾气充足何能有如此高超的技艺啊！"

地丁猫听完后挠了挠脑袋，说："原来如此！"

二人刚准备进入武库，便被两个侍卫拦下："汝等何人，可有御赐金牌？"

地丁猫说："岐伯爷爷，进去还需要金牌吗？"

岐伯爷爷说："武库属于保密机构，不允许随便出入，刚才离开天子书房时过于匆忙，我这就派人去取御赐金牌。"

---

① 精：构成和维持人体生命活动的精微物质。

肾苦燥，急食辛以润之。

——《素问·脏气法时论》

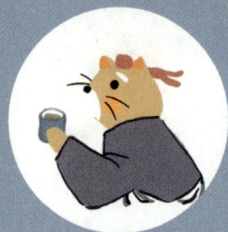

肾为水脏，如果阳气不能蒸化布散水液，身体就容易出现干燥的症状。可以立即食用辛味的药物，因为辛味药物能够疏通阳气，使水液正常输布，从而缓解身体干燥的症状。

故 事

岐伯爷爷接过羽林军送来的御赐金牌，和地丁猫一起踏进了武库的大门。考工令此时正在指导一位工匠炼制兵器，抬眼看到了老朋友，身后还跟着一位小朋友，便放下手里的工具，快步走了过来。他欣喜地说："早就听说岐公今日进宫面圣，没想到居然能在武库见到，您是怎么进来的？这里可不是随便出入的。"

"我当然知道你这里戒备森严呀！"岐伯爷爷笑着说，随后掏出天子赐予的金牌，"我们刚从北疆回来，向天子复命。天子怕你们劳累过度，特地要我前来看看。"

考工令听闻此话露出焦急的面容："听说谋虑将军在北疆与寒冰国交战，前几日宰相突然传来消息，说前线作战兵器紧缺，于是下令让工匠们连夜赶制。

我收到消息后，就开始没日没夜地工作。不过，还是要感谢您之前开给我的五苓散茶。"考工令接着说："几日前刚收到消息的时候，我这老毛病又犯了——口干舌燥、小便也不畅快。服了您开的五苓散茶，现在整个人好多了！"

岐伯爷爷听完后，捋了捋胡须："能帮上您是老夫的荣幸，之后若有需要，再找老夫便是。"

"那真是太好了！岐公，我还有要事在身，就不奉陪啦！"

岐伯爷爷招了招手，表示自己和地丁猫待一会儿就会离开。

考工令离开后，地丁猫问："岐伯爷爷，什么是五苓散茶呀？"

岐伯爷爷反问道："你先猜猜五苓散里面有哪些中药？"

地丁猫想了一下回答："五苓，应该是五种中药吧？里面有茯苓或者猪苓？"

岐伯爷爷揭晓

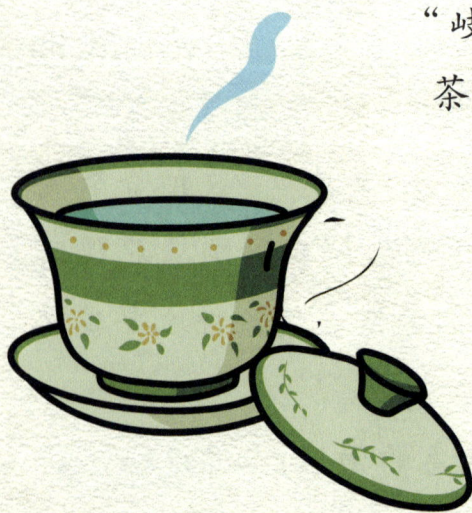

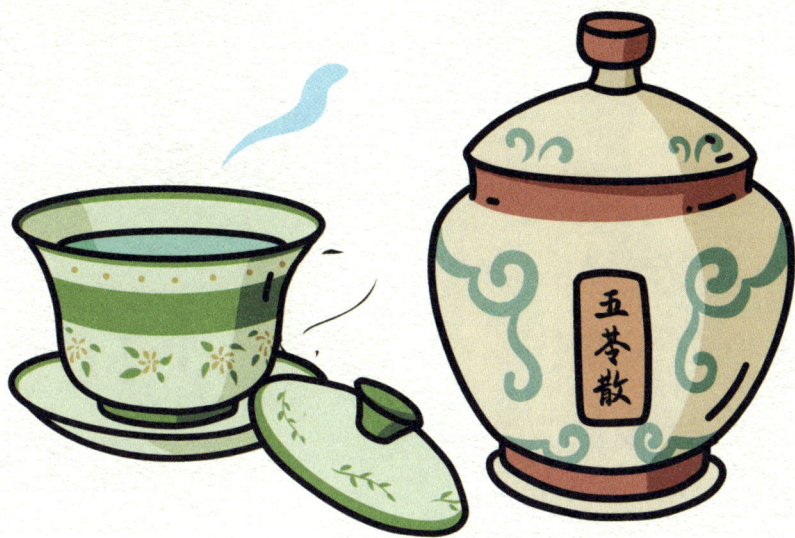

答案："五苓散里既有茯苓又有猪苓，还有泽泻、白术和桂枝三味药。用于治疗气化不利、水饮内停所导致的口渴、小便不利等症状。其中猪苓、茯苓、泽泻淡渗利湿，白术健脾燥湿，最妙之处在于桂枝以其辛温之性布散水液，以解决干燥的口渴症状。将其作为茶饮服下，可以起到润燥之功。考工令以前便有这老毛病，我给他一些五苓散以备不时之需。"

地丁猫听完后突然眼睛一亮，说道："这不就是《黄帝内经》里讲到的'肾苦燥，急食辛以润之'嘛！"

岐伯爷爷笑着说道："对！正是此意！"

二人在武库里继续参观。

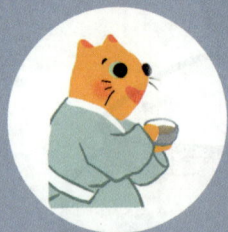

诸寒收引，皆属于肾。

——《素问·至真要大论》

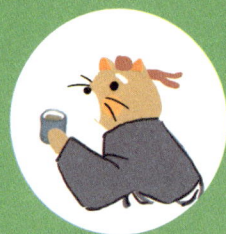

凡是寒病，收引拘急，大多与肾有关。

故　事 ⏜

　　在离开武库的时候，岐伯爷爷对地丁猫说："在战争时期，武库的地位十分重要。战场上，战士们能不能打胜仗，兵器的充足与否至关重要。后方的兵器库存充足，战士在前方才能无所畏惧。如果兵器不能及时补充，那么士兵在战场上的表现也会受影响。"

　　地丁猫眼睛转了转，惊喜地说道："岐伯爷爷！我突然觉得您刚才说的这段话，可以帮助我们理解人体的生理功能！敌军相当于外邪①，拿着称手兵器的战士们便像是人体抵御外邪的卫阳②。体表有充足的卫阳抵御外邪是因为阳气充足，而阳气的根本来自肾，肾阳充足就能提供给人体足够的'兵器'来抵挡疾病！"

---

①　外邪：存在于外界的各种致病因素。

②　卫阳：能温养内外一切脏器组织，具有滋养腠理、开阖汗孔、护卫肌表、防御外邪入侵的作用。

岐伯爷爷对地丁猫竖起大拇指夸赞道："没错，肾在我们人体中很重要，而武库对于一个国家的意义也是如此。正因为很重要，所以深藏不露。正好对应《黄帝内经》中说肾为'封藏之本'。"

　　地丁猫接着问："岐伯爷爷，肾阳虚损会导致其他疾病吗？"

　　"肾阳还有温煦功能，人体各脏腑、肢体筋骨也依赖于肾阳的温煦。肾阳虚损会导致多种虚寒性的病症如筋脉拘急、关节屈伸不利、关节疼痛等。这也是'诸寒收引，皆属于肾'的道理。"

地丁猫听完后抬头看了看大门上悬挂着的牌匾，这牌匾上刻着的不仅仅是"武库"二字，更是一份保家卫国的使命和担当。

肺——相傅之官

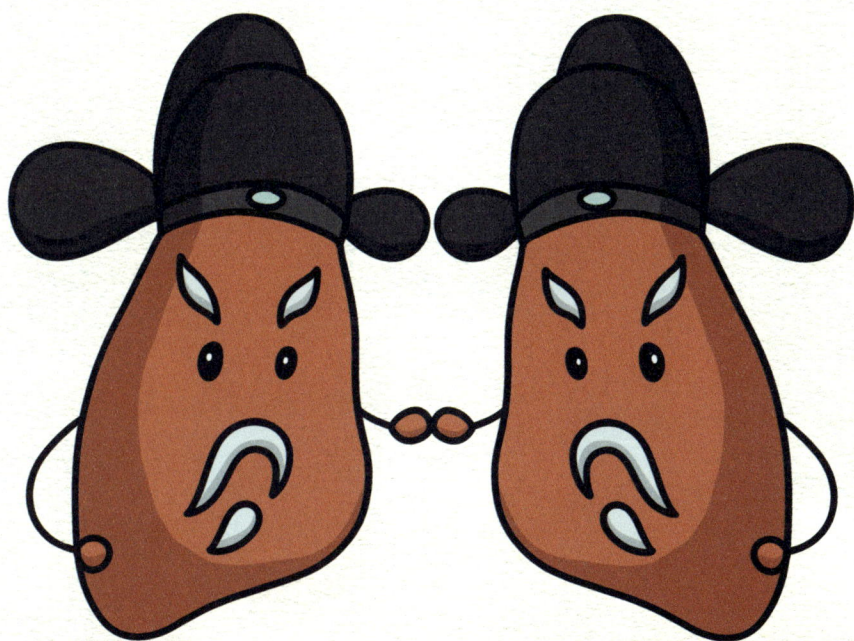

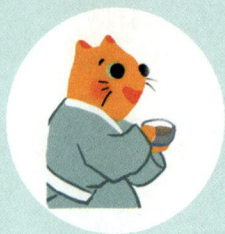

肺者，相傅之官，治节出焉。

——《素问·灵兰秘典论》

译 文

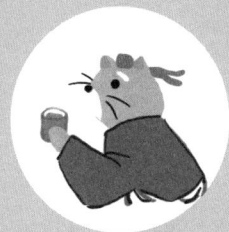

　　肺像辅佐天子治理国家的宰相，主一身之气而调节全身的活动。

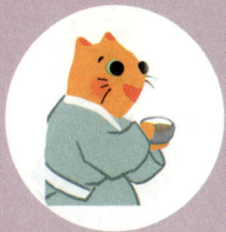

肺者，气之本，魄之处也；其华在毛，其充在皮，为阳中之太阴，通于秋气。

——《素问·六节藏象论》

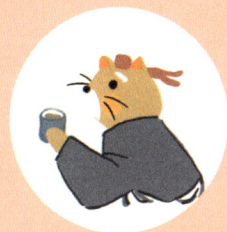

　　肺，是气的根本所在，是魄所居之处。肺的精华表现在毫毛上，肺的功能是充养和滋润皮肤，为阳中之太阴，与秋气相通。

故 事

　　地丁猫在离开皇宫的时候，向岐伯爷爷问道：
"如果阴阳国的事务都由天子来处理，事事都向他汇
报，那天子每天会不会太累了呀？"

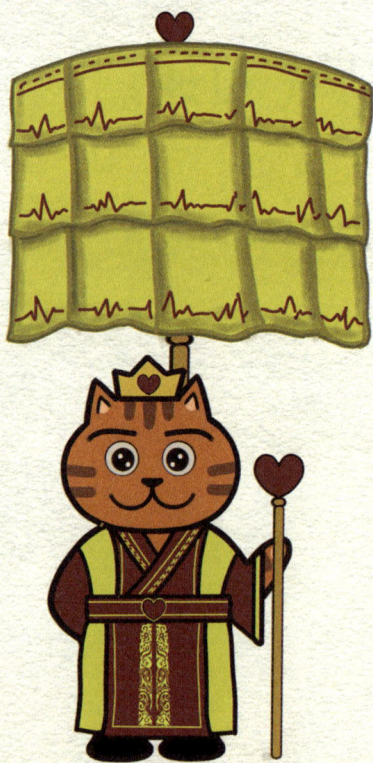

　　　　　　　　　　岐伯爷爷摸着胡子
　　　　　　　　　说："小地丁，一个国家
　　　　　　　　　除了天子，还有宰相来主
　　　　　　　　　持各类事务。刚刚在武
　　　　　　　　　库，考工令不是说此次赶
　　　　　　　　　制兵器是受命于宰相吗？
　　　　　　　　　处理国家事务的可不单单
　　　　　　　　　是天子，宰相地位仅次于
　　　　　　　　　天子，辅佐其左右。宰相
　　　　　　　　　之智，洞悉国内外形势，
　　　　　　　　　为国家的长治久安出谋划
　　　　　　　　　策。宰相还有一别称——

'华盖'，有一天，你会见到他的。"

　　地丁猫听完后歪了歪头，提出疑问："岐伯爷爷，华盖又是什么意思呀？"

　　岐伯爷爷摸了摸地丁猫的脑袋，耐心地解答："华盖本来是指天子头上伞形的遮蔽物，也用华盖来比喻天子与宰相之间的密切关系。宰相就相当于人体五脏中的肺，主一身之气而调节全身的活动。因为肺在脏腑中位置居于最高，覆盖于其他脏腑之上，具有保护和抵御外邪的作用，所以就被称为'华盖'，也是对它职能的一种称赞。"

　　地丁猫听完后恍然大悟："哦！《黄帝内经》里说'肺者，相傅之官，治节出焉'，宰相正是如此——帮助天子处理事务、治理国家。"

　　岐伯爷爷说："没错！肺主人体一身之气，是魄所居之处，肺的功能是充养和滋润皮肤。我们可以通过皮肤毛发的生长情况，判断肺之精华是否充足。肺在四季之中与秋气相通。小地丁，你记住了吗！"

　　地丁猫点点头。

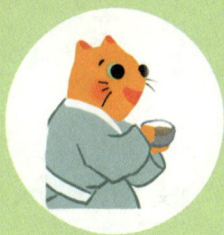

重寒伤肺。

——《灵枢·百病始生》

译 文

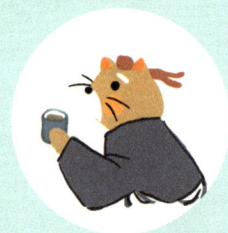

　　吃了寒凉的食物又感受风寒之邪，双重的寒邪会损伤肺。

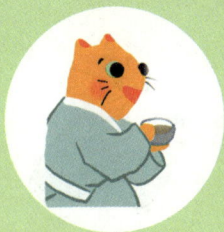

肺藏气，气舍魄，肺气虚则鼻塞不利少气，实则喘喝，胸盈仰息。

——《灵枢·本神》

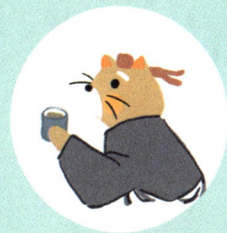

　　肺贮藏人体的真气，魄就寄附在真气之中。肺气虚弱，会使人鼻塞，呼吸不利而气短；肺气壅滞，会出现气粗大喘，胸部胀满，仰头呼吸。

故 事

　　而另一边，宰相日夜操劳，在得知岐伯确定了治疗瘟疫的药方之后，紧急与太医令商议，让各地做好分发药物的对策。由于公务繁忙，精神高度紧张，一心想着替天子分忧，宰相身体虚弱，又感染风寒，出现了鼻塞、呼吸不畅等症状。

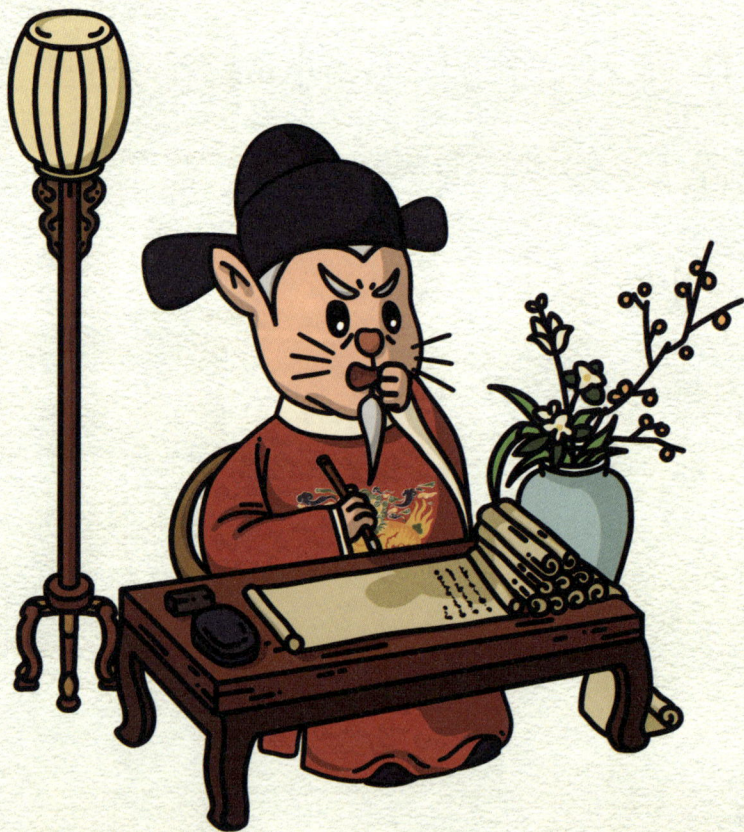

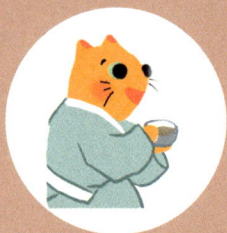

皮毛者肺之合也，皮毛先受邪气，邪气以从其合也。其寒饮食入胃，从肺脉上至于肺，则肺寒，肺寒则外内合邪，因而客之，则为肺咳。

——《素问·咳论》

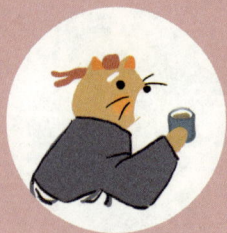

人体的皮毛与肺脏是内外相互配合的，皮肤毫毛最先感受到邪气，邪气会向内传给相关联的脏腑，包括肺。寒冷的饮食进入胃中，寒气会循着经脉上达于肺，这就使内外寒邪相合，停留于肺，从而成为肺咳。

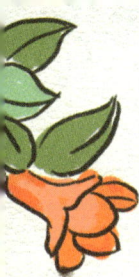

故事

　　正在此时，前方战场恰巧又传来兵器不足的消息，宰相还没来得及吃饭，便被天子召入宫中商量对策。公务结束，宰相回到家中，已是疲惫不堪。简单吃了几口冷饭，便准备歇息。谁知夜间便开始频繁咳嗽，难以入睡。咳了一晚的宰相实在难受至极，于是请岐伯爷爷来为自己诊治。

　　在去宰相府的路上，岐伯爷爷摸着地丁猫的脑袋说："孩子，马上你就可以见到宰相了。最近宰相大人为了瘟疫和前线战事操劳过度，咳嗽不止，所以让我来帮他看看。"

　　进了宰相府，管家带领二人来到内宅。只见宰相半卧在榻上，边咳边说："岐公，您终于来了，我这实在是太难受了，咳咳，还劳您过来一趟，咳咳……"

岐伯爷爷详细地询问了这几日宰相的饮食起居，看舌诊脉后说："宰相不必忧心，您这是操劳过度，正气不足，又外感风寒，加上寒食入胃，外内合邪，所诱发的咳疾。您且休息几日，等我开几剂中药给您调养身子，待会儿您命手下去我那取药便可。"说完就与宰相告别，带着地丁猫离去。

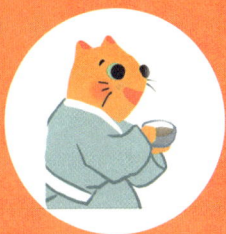

肺苦气上逆，急食苦以泄之。

——《素问·脏气法时论》

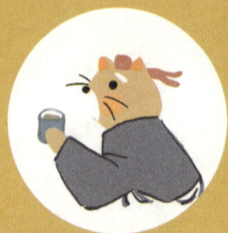

　　肺本应清肃下降，但非常容易发生肺气上逆一类的疾病，用苦味的药物可以宣泄上逆之气。

故 事 🎃

　　在药铺里，地丁猫看到岐伯爷爷为宰相抓的药中，有一味他认识，便拿起一颗说："岐伯爷爷，这是苦杏仁！"

　　岐伯爷爷说："是的，宰相咳嗽不止，是肺气上逆所致，所以需要用苦味的药物降气止咳。"

　　岐伯爷爷还未说完，地丁猫就抢着说："宰相是不是因为正气虚弱才生病的？"岐伯爷爷摸了摸地丁猫的头，向他竖起了大拇指，又继续补充道："宰相日夜操劳，正气虚弱，这才给了邪气可乘之机。邪气袭肺，导致肺气上逆，就会出现气粗喘咳、胸闷一类的症状。其实这些症状，我们前一些日子经常遇见。"

　　地丁猫说："哦！尤其是我们在北疆的时候，这种症状的确非常多见。那宰相是得了瘟疫吗？"

　　岐伯爷爷笑道："傻孩子，当然不是啦！瘟疫是会传染的，宰相仅仅是咳疾。"

　　地丁猫说："岐伯爷爷，人体的正气太重要了，平时的生活中我们一定要饮食有节、起居有常，以保养我们的正气！"

脾——仓廪之官

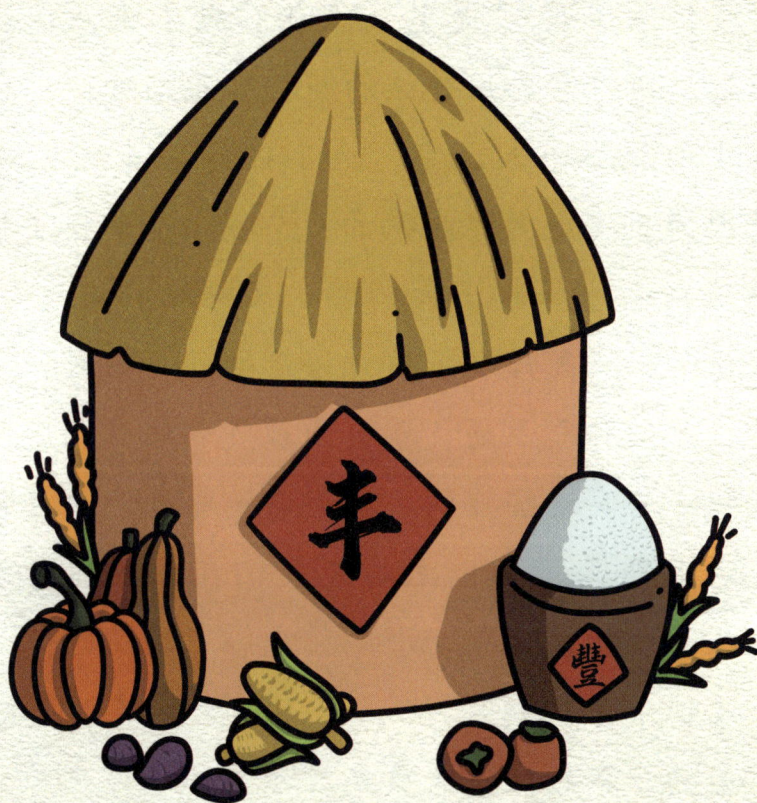

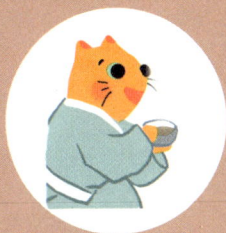

脾胃者，仓廪之官，五味出焉。

——《素问·灵兰秘典论》

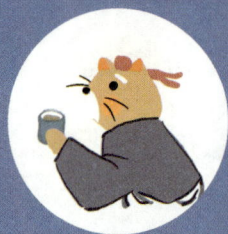

　　脾和胃，有接受食物和消化食物的功能，好比主管粮食的官员，食物的消化、吸收和运输靠脾胃。

故 事 🏠

地丁猫和岐伯爷爷第三次觐见天子，出宫之时他们看到宫门旁的处所热闹非凡，人来人往。地丁猫走近一看，大门口的牌匾上赫然写着"常平仓"三个字。地丁猫好奇地问："岐伯爷爷，这里是储存粮食的地方吗？"

岐伯爷爷回答："是的。这是都城的粮仓——常平仓，取意天下太平。现在是特殊时期，国家开仓向百姓和各地发放救灾粮，所以每天来往的人特别多。"

正在此时，远处高高的院墙旁有一位头戴高帽，腰间挂着金黄色钥匙的人走来，后面还跟着他的下属，两个人看起来正在进行巡视。地丁猫猜想，如此打扮，应该是管理粮仓的太仓令。

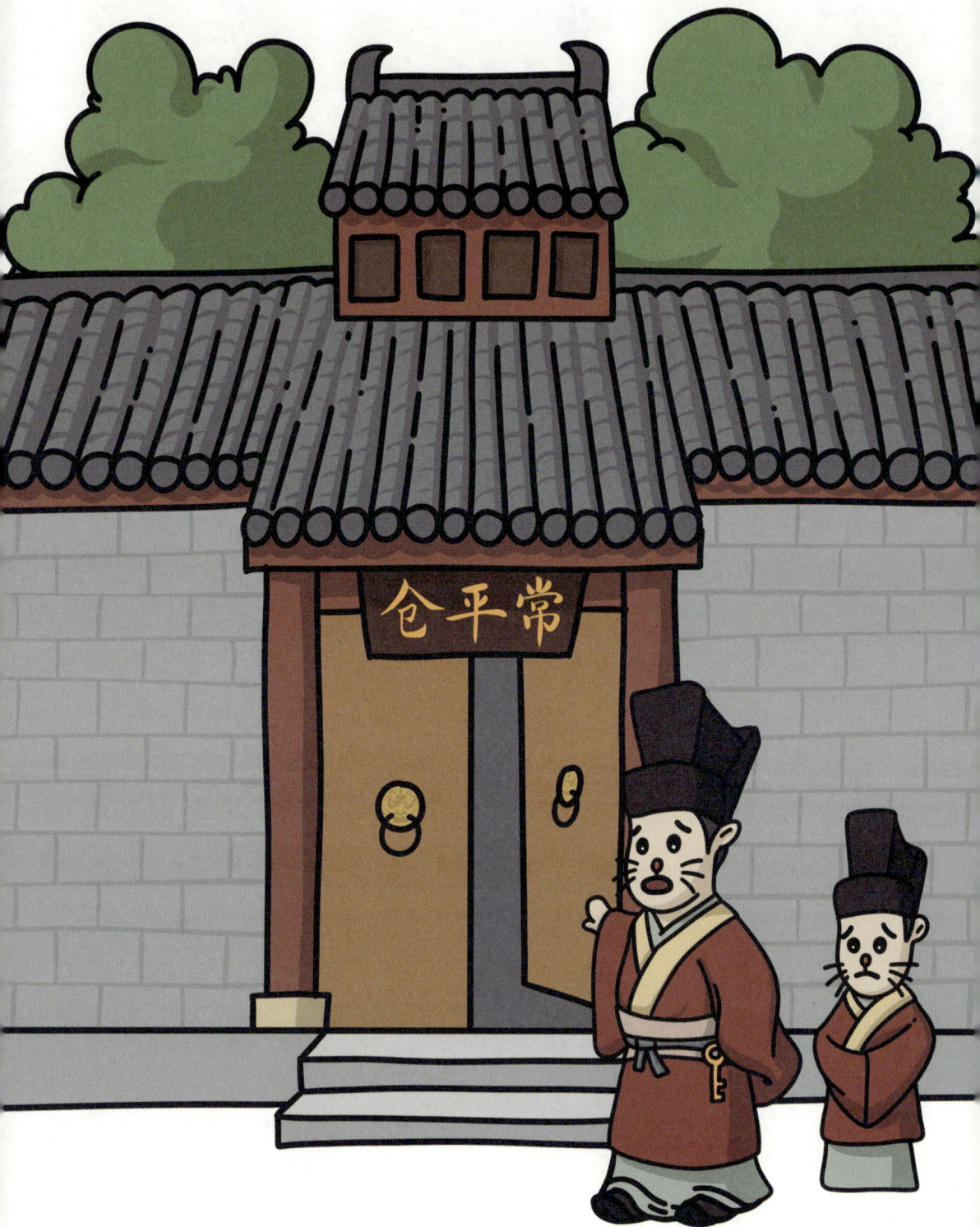

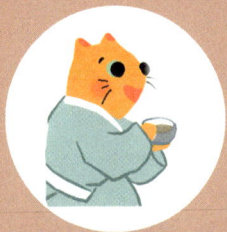

脾苦湿。

——《素问·脏气法时论》

译　文

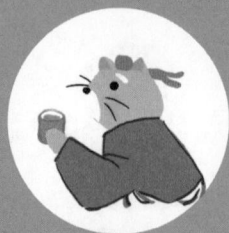

脾性恶湿，容易受到湿邪困扰。

故　事

太仓令看见岐伯爷爷后，欣喜地说道："岐公，好久不见啊！听说治理瘟疫您可是立了大功呢！"

岐伯爷爷说："哪里哪里，都是大家的功劳！小地丁，快来见过太仓令！"

地丁猫说："见过太仓令！"

岐伯爷爷问："您这是在例行检查吗？"

太仓令说："别提了，我最近可是发愁啊！之前天气好，我们经常把粮食搬出来晒晒。现在瘟疫过后，天天下雨，粮食受潮就会生虫发霉，我们很是担心啊！唉……"

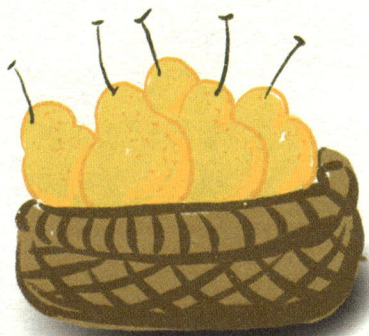

岐伯爷爷听完，想了一会儿说："我之前在其他国家云游时，听说在粮仓里面放一些香樟木条和花椒可以驱虫防腐，大人要不要试一试。"

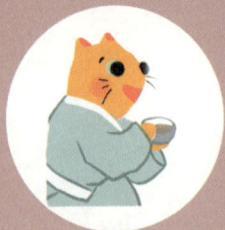

原 文

脾胃、大肠、小肠、三焦、膀胱者，仓廪之本，营之居也。名曰器，能化糟粕，转味而入出者也。其华在唇四白，其充在肌，其味甘，其色黄。此至阴之类，通于土气。

——《素问·六节脏象论》

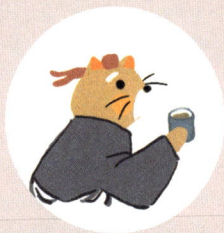

译 文

　　脾、胃、大肠、小肠、三焦①、膀胱，是储藏"粮食"的根本，是营气所居之处。它们像盛贮食物的器皿，能吸收水谷精微，又能化生糟粕，管理饮食五味的转化、吸收和排泄。它们的精华表现在口唇的周围，能够充实和营养全身的肌肉，其味甘，其色黄，属于至阴之类，与土气相通。

---

① 三焦：是上焦、中焦、下焦的合称，是六腑之一，主升降诸气和通调水道。

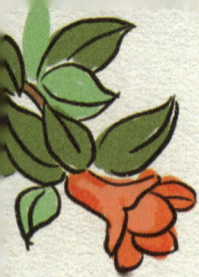

故 事

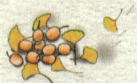

　　听完岐伯爷爷的话，太仓令决定试一试，于是赶紧安排手下去准备。很快，香樟木条和花椒便取了回来。地丁猫看着大家忙碌的样子，便也去帮忙，一行人干得热火朝天。

　　中午时分，岐伯爷爷走到地丁猫的身边说："可别小瞧这一行人，整个都城的粮食运输就靠他们了，这个粮仓就相当于人体的脾，食物的营养要靠脾来运化，吸收。

　　而且粮食最怕受潮，脾也很容易受到湿邪困扰，所以就需要祛除湿邪来保持其功能的

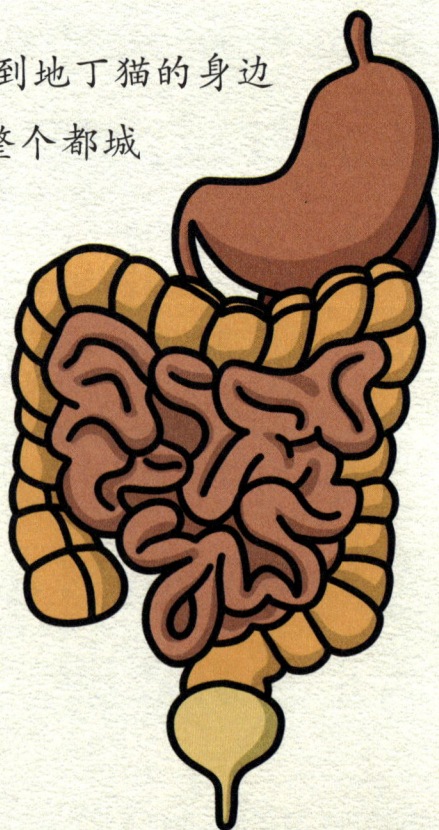

正常运转。香樟木条和花椒都有辛散的作用，能祛除湿邪。小地丁你知道阴阳国西南一带人们的饮食喜好是什么吗？"

"好像他们的菜都是又辣又麻的。"地丁猫说。

"对！这是因为西南一带独特的地理条件，气候非常潮湿。因此居住在那的人们也形成了独特的饮食喜好。"

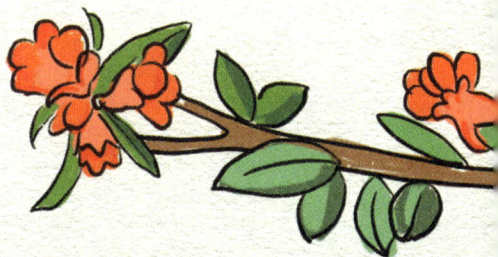

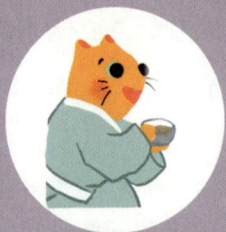

饮入于胃，游溢精气，上输于脾。脾气散精，上归于肺，通调水道，下输膀胱。

——《素问·经脉别论》

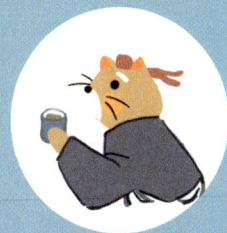

　　水液进入胃以后，其精气在胃中游溢，精气上输于脾，脾布散转输精气，将精气归于肺。肺能通调水道，再将水液下输于膀胱。

故 事

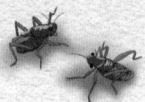

地丁猫听完岐伯爷爷的话，肚子咕咕叫了起来。

岐伯爷爷笑着问："小地丁，是不是饿啦？我们这就出去找点儿好吃的。"

岐伯爷爷带着小地丁来到了岐黄酒家，小地丁好奇地问："岐黄酒家？'岐黄'不是古代医药的代名词吗？难道这家饭店有药膳吗？"

岐伯爷爷回答道："对呀，这是阴阳国的特色饭店，你待会儿好好尝尝。"

等了半天，菜还没来。地丁猫渴极了，便拿起桌上的水喝了起来。岐伯爷爷问："小地丁，你知道我们喝下去的水是怎么到达全身的吗？"

地丁猫挠了挠头，没想出个所以然来。

岐伯爷爷接着说："我们喝下去的水，先进入胃，胃吸收精气之后，再把营养物质传输给脾，脾再把营养物质上传给肺，经肺的作用，轻清的物质被输布于全身四肢、肌肉皮毛；重浊的物质则下达膀胱，这样水精就布散全身，流于五脏六腑之间了。"

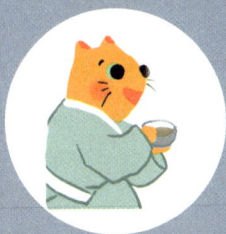

食气入胃，散精于肝，淫气于筋。

——《素问·经脉别论》

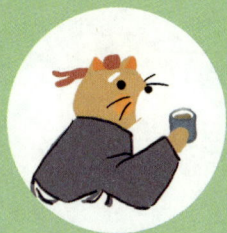

　　食物进入胃中，经过消化腐熟，一部分精微输散到肝，再由肝将精微输送到周身筋络。

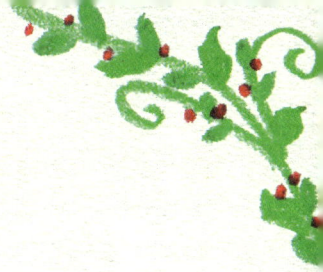

故 事

　　地丁猫恍然大悟。这时菜也上齐了，地丁猫看着桌上的饭菜，问岐伯爷爷："那这些食物在我们体内又是怎样运化的呢？"

　　岐伯爷爷摸着胡子笑着说："食物跟水液一样，也是先进入我们的胃肠。胃肠吸收的营养物质，有一部分输送到肝，再使我们的筋脉得到濡养，这样就可以维持人体正常的运动功能了。"

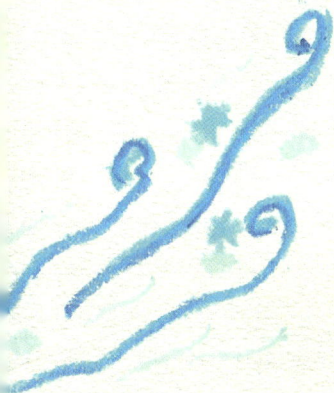

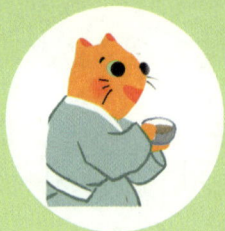

原　文

饮食自倍，肠胃乃伤。

——《素问·痹论》

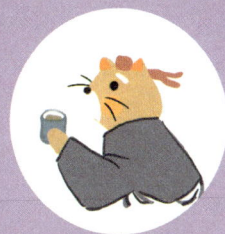

如果饮食过量，肠胃就会受伤。

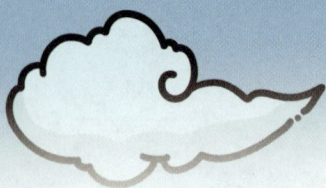

故 事 🌰🌰🌰

　　吃饱喝足的地丁猫跟着岐伯爷爷从岐黄酒家走出来，不一会儿，他的肚子开始作痛。于是，他捂着肚子说："岐伯爷爷，我肚子好胀，是不是吃太多了？"

　　岐伯爷爷见状说："真是个傻孩子，饭菜虽然好，但也要适量。我们慢慢走回家，揉揉肚子消消食，到家再吃一颗大山楂丸，以后可不能再这么贪吃啦！"说完带着地丁猫慢慢走回家。

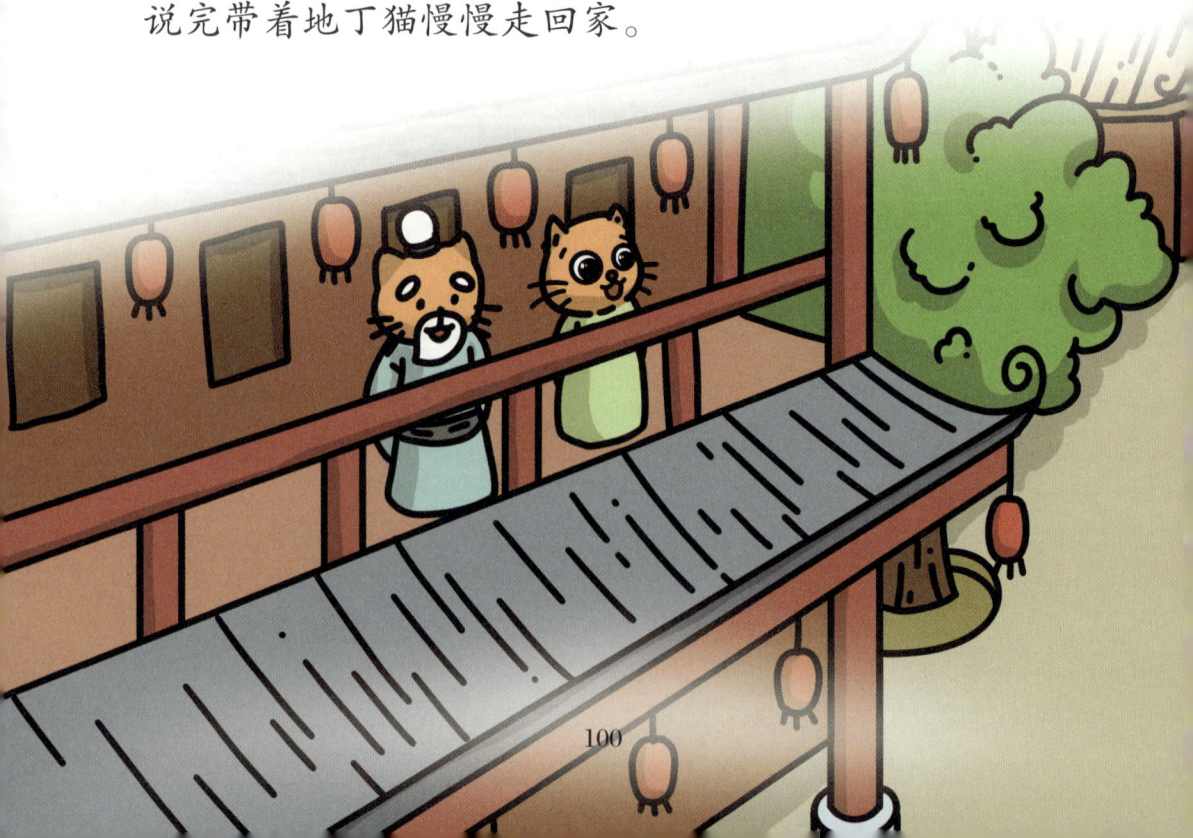

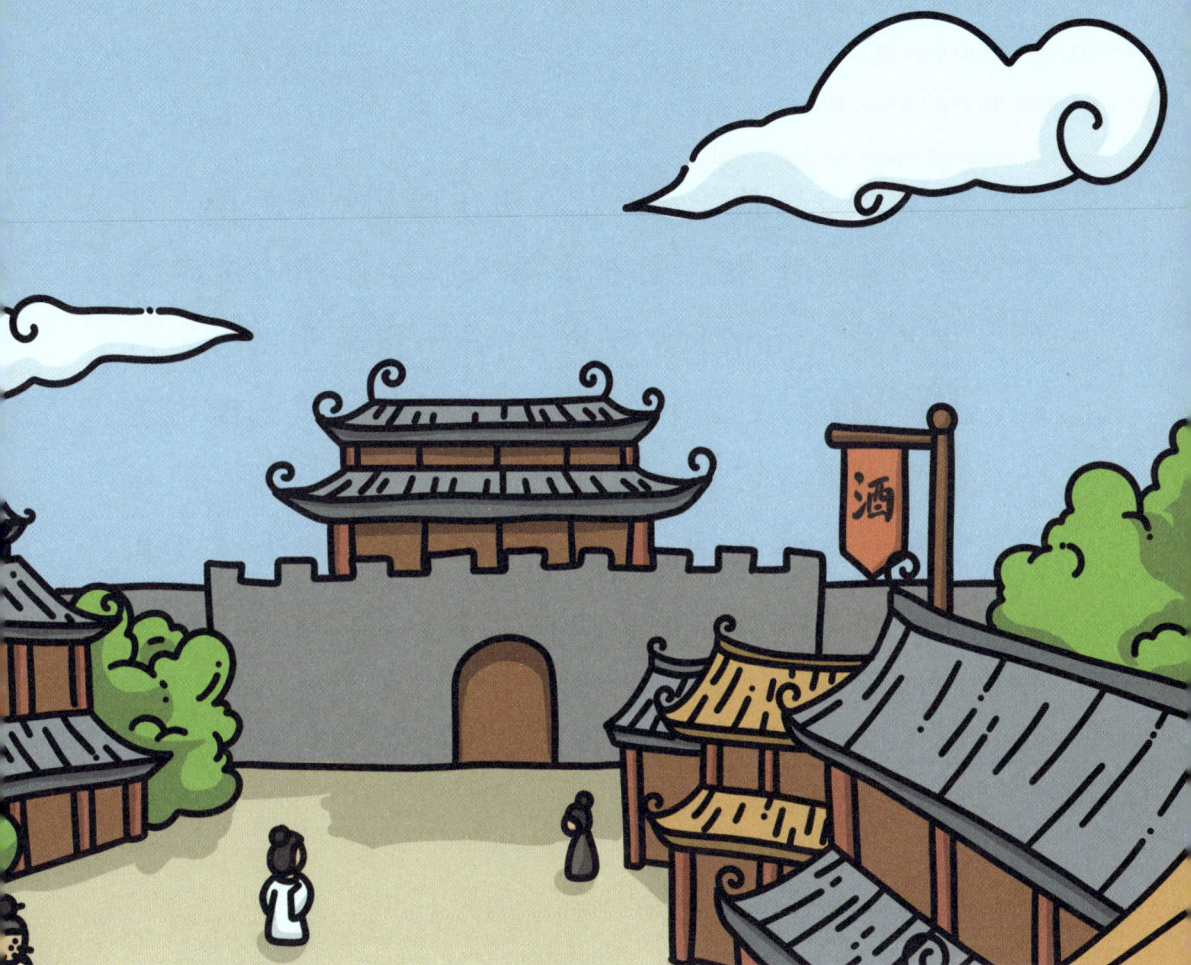

岐伯爷爷带着地丁猫走在回家的路上，听到了将军打败寒冰国的战报，二人相视一笑，开心极了。

又过了几日，传来了寒冰国求和的消息，阴阳国的天子放下了之前的恩怨，与寒冰国建立和平的外交关系，并派岐伯等名医去寒冰国帮助治疗瘟疫。从此，两个国家友好交往，和平共处，共同发展。

地丁猫与岐伯爷爷此行在阴阳国见到了天子、将军、考工令、宰相、太仓令等人，学习了《黄帝内经》中的藏（zàng）象理论。"藏"指藏于体内的内脏，"象"指表现于外的生理病理现象。藏象理论是历代医家在医疗实践的基础上，在阴阳五行学说的指导下，概括总结而成，包括各个脏腑的功能特点及其表现于外的生理病理征象，是中医学理论体系中极其重要的组成部分，也是中医临床的根基所在。地丁猫此行受益匪浅，但学习中医的脚步未曾停止，精彩仍在继续……

中华优秀传统文化中医药知识启蒙系列

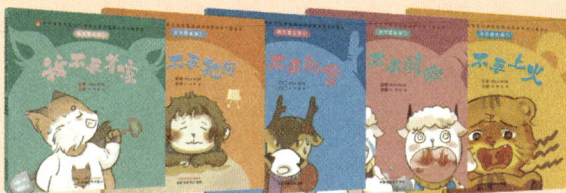

我不要生病①（全5册）

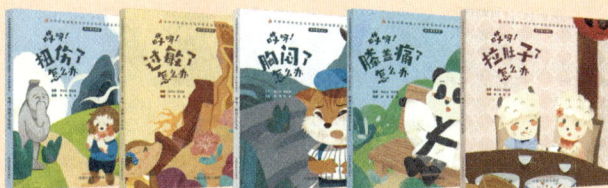

我不要生病②（全5册）

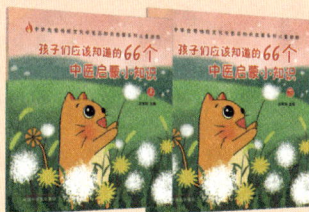

孩子们应该知道的 66 个中医启蒙小知识（全 2 册）

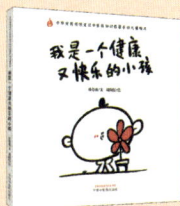

我是一个健康又快乐的小孩

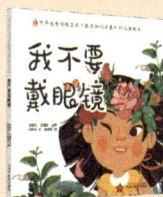

我不要戴眼镜

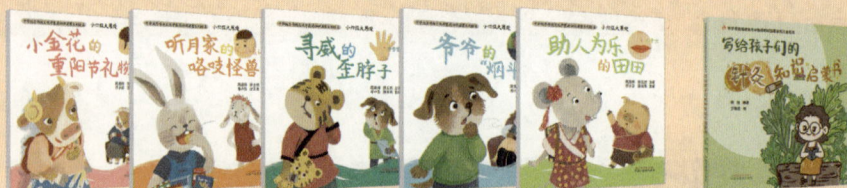

小穴位大用处①（全5册）

写给孩子们的针灸知识启蒙书

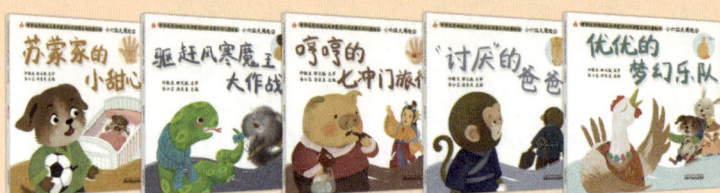

小穴位大用处②（全5册）

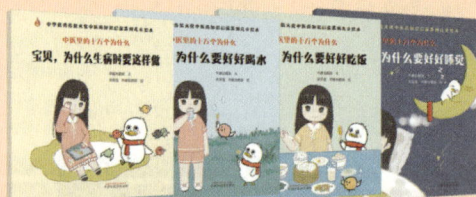

中医里的"为什么"（全4册）

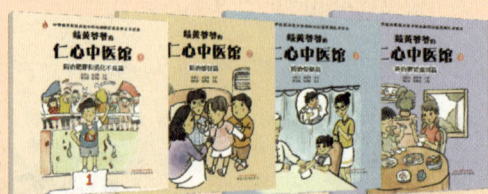

岐黄爷爷的仁心医馆（全4册）

更多作品持续出版中……